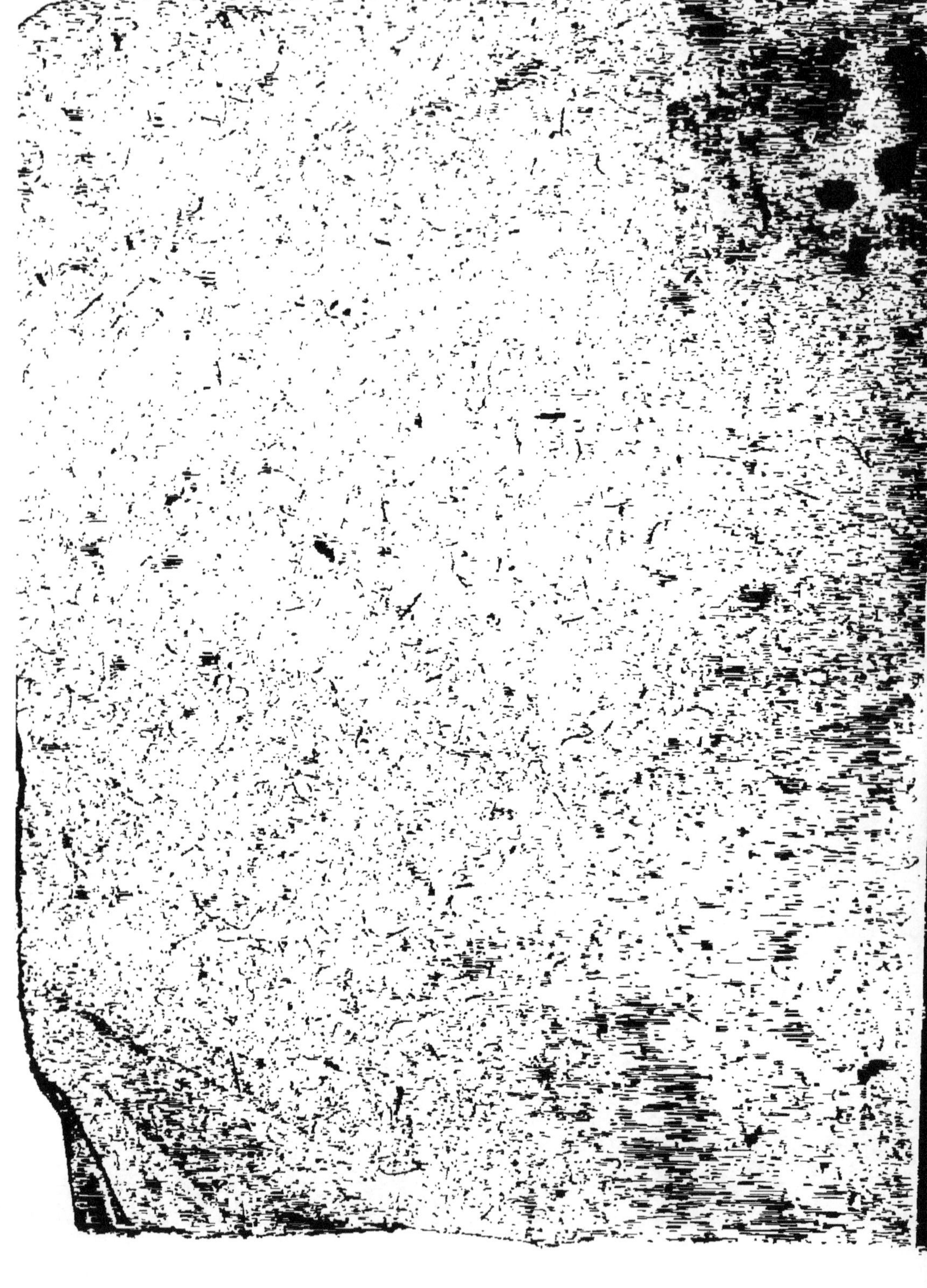

CATÉCHISME FRANÇAIS,

OU

PRINCIPES DE MORALE EN VERS,

A L'USAGE DES ÉCOLES.

NOUVELLE ÉDITION.

PAR LA CHABEAUSSIÈRE.

A PARIS,
CHEZ GOUJON FILS, IMPRIMEUR-LIBRAIRE,
rue Taranne, n°. 737.

L'AN VIII DE LA RÉPUBLIQUE.

AVERTISSEMENT.

LA *pensée pressée aux pieds nombreux de la poésie me fiert plus rapidement*, dit *Montaigne* : c'est ce qui m'a fait entreprendre ce petit ouvrage : j'ai cru que des principes se graveraient plus facilement dans la mémoire des enfans, par la forme cadencée. Quelque forts pour leur âge que puissent paraître quelques-uns de mes quatrains, ils seront encore plus intelligibles que le galimatias de nos anciens Catéchismes. En s'accoutumant à tracer une sentence morale comme un exemple d'écriture, en la récitant de mémoire, on l'imprime en traits ineffaçables ; et quand cette sentence est une vérité, elle devient une jouissance toute acquise pour l'intelligence qui parvient à la saisir. Si nous avons vu l'empire des préjugés et des erreurs devenir si puissant par cette seule influence des premières impressions, quel sera donc celui des vrais principes ? Quelques personnes prétendent que la morale élémentaire ne doit point être en vers : je diffère d'opinion. Comment la raison perdrait-elle de son prix en empruntant les charmes de l'harmonie ? Pour être plus aimable, est-elle moins-utile ? Oublierait-on que les stoïciens recommandaient expressement de mettre la morale en maximes courtes et pressées ? N'a-t-on pas appelé *vers d'or* les beaux préceptes de Pythagore ? Ses leçons de philosophie renfermées dans un petit nombre de vers harmonieux et précis, n'ont-elles pas été regardées de son tems, ne le sont-elles pas du nôtre comme des monumens précieux ? n'a-t-on pas dit de cet ouvrage que c'était le code de la sagesse rédigé par les Muses ? Les préceptes de Phocilide, les Pensées de *Sénèque*, les quatrains de *Pibrac*, les distiques de *Muret* n'ont-ils pas enfin confirmé par leur succès l'avantage qui résulte de l'union de la poésie avec la morale ?

Les Comités d'instruction publique et de Législation, les Commissions du Corps législatif, les Juris spéciaux nommés successivement pour l'examen de mon Catéchisme, ont, ce me semble, été de mon avis.

Leur décision motivée a passé en résolution au Conseil des Cinq-cents et en loi au Conseil des Anciens le 6 germinal de l'an 4, et c'est d'après cette loi que les principes de morale en vers ont été reconnus devoir être mis au nombre des livres d'éducation à l'usage des Écoles françaises.

En l'an 7, le Ministre de l'intérieur, sur un rapport du Conseil d'Instruction publique, arrêta de nouveau que cet ouvrage serait compris dans la liste générale des livres élémentaires parmi lesquels doivent choisir les Instituteurs et Institutrices, tant des Écoles nationales que des Écoles particulières, et les Commissaires du pouvoir exécutif furent chargés de veiller à ce que dans les Écoles on ne se servît que des livres indiqués dans la liste générale.

La cinquième édition de mon ouvrage étant épuisée, j'ai cru devoir ajouter à celle-ci ce qui pouvait la rendre plus complette.

J'ai cru qu'on me saurait gré d'imprimer la traduction des vers d'or de Pythagore (*), et qui commencent ainsi :

Αθανατοισ μεν πρωτα θεοισ, etc.

(*) On les appelle communément *vers dorés*; cette expression ne veut rien dire; *vers d'or* exprime le mérite de l'ouvrage, c'est d'ailleurs la traduction fidèle du mot grec

J'ai ajouté quelques notes à la traduction des vers de Pythagore et à mes quatrains quand ils exigeaient quelques développemens.

Je dois prévenir que ce petit ouvrage n'est que la première partie d'un Traité complet de morale en vers, et qu'elle doit être suivie de la Morale des Adolescentes, du Guide des Fonctionnaires, et du Compendium des Philosophes. Mais j'aurai soin de les faire imprimer dans le même format et le même caractère.

Κρυσα, et du mot latin *aurea.* Ces vers se chantaient dans les spectacles de toutes les villes de la Grèce, et quelquefois à la fin des repas.

Nous n'en avons encore qu'une traduction en prose, fidèle, mais sèche : elle est du savant M. Dacier.

J'ai pensé que des vers, quelqu'imparfaits qu'ils fussent, rendaient toujours mieux des vers grecs. Je les ai presque traduits vers pour vers.

Si l'on veut se rappeler maintenant que ce philosophe grec vivait presque 600 ans avant l'ère vulgaire ou chrétienne, c'est-à-dire que son ouvrage date de près de 2400 ans ; si l'on veut penser qu'il écrivait dans la langue la plus harmonieuse du monde, dans la langue du divin Homère, on ne sera pas surpris du prodigieux succès que dûrent avoir et la beauté de ses pensées, et le charme de ses expressions, sur-tout auprès des peuples qui se passionnaient alors pour la poésie, la musique et la morale ; qu'ils ne séparaient guères l'une de l'autre.

VERS D'OR

DE PYTHAGORE. (1)

SERS les Dieux, sois fidèle à tes sermens, aux loix (2) !
Que ton cœur généreux s'enflamme aux grands exploits (3) !
Adresse un juste hommage aux terrestres génies (4) ;
Que les liens du sang soient des chaînes bénies :
Que l'ami de ton choix soit l'homme vertueux :
Cède à ses doux conseils, suis son exemple heureux ;
S'il s'égare un moment, ne hais point, et pardonne,
L'effort est un devoir ; on peut ce qu'il ordonne.
Apprends à triompher des dangereux plaisirs,
Des appetits grossiers et des impurs desirs.
La honte veille auprès d'une action suspecte.
Sache te respecter afin qu'on te respecte.
Règle sur la justice, œuvres, pensers, discours ;
Que la raison te guide et te suive toujours :
Songe qu'il faut mourir, que c'est la loi commune,
Que qui jouit des biens, doit prévoir l'infortune :
Quand pour tous les humains souffrir est une loi,

Prens la part qui t'attend, souffre et résigne-toi :
Mais pour guérir tes maux, joins l'espoir au courage,
Le Ciel a réservé du bonheur pour le sage.
Aux discours faux ou vrais, refuse également
La confiance aveugle ou le doute insultant.
Laisse au menteur l'affront de se trahir lui-même,
Seul de ta volonté régulateur suprême,
Au desir d'imiter ne t'abandonne pas,
Sur les traces d'autrui crains d'égarer tes pas;
Consulte, délibère, et d'une marche sûre,
Préviens le repentir et brave la censure.
L'ignorance indiscrette agit et parle à tort:
L'homme instruit est heureux, s'il peut s'instruire encor.

A la santé du corps (5) tient la santé de l'ame:
Satisfais ses besoins, donne un soin qu'il réclame;
Mais donne avec mesure, ou la douleur t'attend.
La propreté sans faste et le plaisir décent
Sont les modestes fleurs du jardin de la vie;
Trop d'éclat armerait les serpens de l'envie.
Crains pourtant l'avarice; un excès est un tort;
Avant d'avoir vécu, l'avare est déjà mort.

Quand l'heure du repos fait fléchir ta paupière,
Reporte un souvenir sur ta journée entière;
Quel bien ai-je produit? Quel mal ai-je évité?

Sur le livre du Tems comment suis-je noté ?
Ainsi doit te parler ton cœur juge sévère ;
Repens-toi s'il faillit, jouis s'il sut bien faire.
  Écoute, réfléchis, et pratique ma loi (6),
Le sentier du bonheur s'applanira pour toi.
J'en jure par celui qui verse dans notre ame
Et la vérité sainte, et sa céleste flâme (7),
Commence tout travail par invoquer les Dieux :
L'univers se dévoile au cœur religieux ;
Des immortels secrets il jouit sans réserve,
Il sait par quels ressorts tout se meut, se conserve.
Tu verras la nature immuable en ses loix ;
Tu n'espéreras plus sans mesure et sans choix :
Tu sauras que nos maux sont notre propre ouvrage ;
Que des bienfaits du Ciel nous dédaignons l'usage,
Tant les ingrats humains sont aveugles et sourds !
C'est parmi les poisons qu'ils cherchent des secours :
Vils esclaves, sans nerf, obéissant en foule
Au démon malfaisant qui les pousse et les roule,
Au lieu de s'entr'aider, ils disputent entr'eux.

Sauve-les, Dieu clément ! de ce délire affreux,
Ou fais briller pour tous ton flambeau tutélaire !

  Prens courage ! aux mortels que la sagesse éclaire
De leur noble origine elle montre les droits ;

De la sainte nature interroge la voix,
Le rayon bienfaisant de sa vive lumière
Affranchira tes sens du joug de la matière.
(8) Des mets que j'ai proscrits, qui souillent un repas,
Rejette sans regret les sensuels appâts.
Qu'aux mains de la raison ta prudence confie
Les rênes de ce char où s'envole ta vie,
Alors t'élançant pur vers la Divinité,
Tu franchiras le seuil de l'immortalité (9).

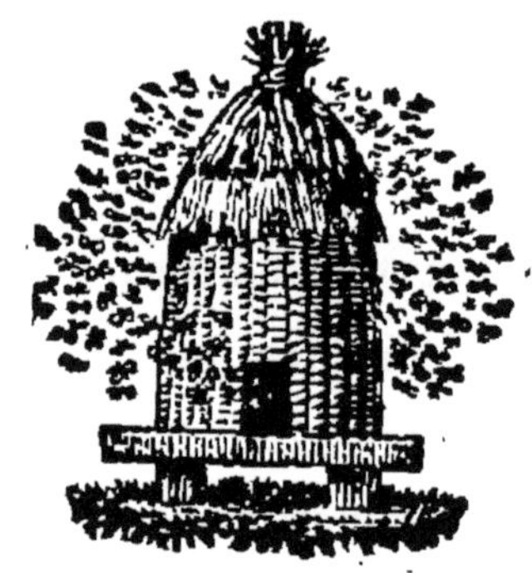

CATÉCHISME FRANÇAIS,

OU

PRINCIPES DE MORALE

EN VERS.

RELATIONS AVEC L'ÊTRE SUPRÊME.

DEMANDE PREMIÈRE. *Qui vous a créé?*

CELUI dont le pouvoir a tout fait en tout lieu,
Créé les élémens, les astres, la lumière,
Fait circuler la vie et mouvoir la matière,
J'y crois en l'admirant, et je l'appelle DIEU.

2. *Qu'est-ce que Dieu?*

JE ne sais ce qu'il est; mais je vois son ouvrage:
Tout à mes yeux surpris annonce sa grandeur:
Mon esprit trop borné n'en peut tracer l'image;
Il échappe à mes sens; mais il parle à mon cœur.

3. Comment faut-il honorer Dieu?

L'ORDRE de l'univers atteste sa puissance :
Tout est, pour les humains, ou merveille ou bienfait.
Son culte est le respect et la reconnaissance :
L'hommage qu'il préfère est le bien que l'on fait.

4. Qu'est-ce que l'ame?

JE n'en sais rien : je sais que je sens, que je pense,
Que je veux, que j'agis, que je me ressouviens ;
Qu'il est un être en moi qui hors de moi s'élance ;
Mais j'ignore où je vais et ne sais d'où je viens.

5. L'ame est-elle immortelle?

TOUT change sans périr : l'ame est donc immortelle :
L'ame survit entière au corps décomposé :
Dieu m'en donna l'espoir ; Dieu m'eût-il abusé?
Pour si-tôt la détruire, eût-il tant fait pour elle?

6. Quel est le sort qui nous attend après la mort?

DES prix pour la vertu! des peines pour le crime!
C'est le frein du méchant, l'espoir du malheureux,
La consolation du juste qu'on opprime.
Espérons dans le doute, et soyons vertueux.

CONNAISSANCE DE SOI-MÊME.

7. *Qui êtes-vous ?*

Un être raisonnable et sensible à-la-fois ;
Né pour aimer mon frère et servir ma patrie,
Vivre de mon travail ou de mon industrie,
Abhorrer l'esclavage et me soumettre aux loix.

8. *Qu'est-ce que la vie ?*

Chaque pas, du berceau nous entraîne au cercueil ;
La vie est un passage où l'on voit maint écueil.
L'homme qui le franchit d'un œil sûr, d'un pas ferme ;
En embellit l'espace, et n'en craint pas le terme.

9. *Quel est ce terme ?*

La mort qui nous arrache au rêve de la vie ;
Un instant que craint seul l'homme lâche ou pervers ;
Desirable, s'il sauve ou l'opprobre ou les fers :
Glorieux, s'il devient utile à la patrie.

10. *Comment embellir l'espace de la vie ?*

Fais le bien, fuis le mal ! tu vivras avec fruit :
Aux intérêts de tous associons les nôtres ;
Fondons notre bonheur sur le bonheur des autres ;
Est bien ce qui les sert, est mal ce qui leur nuit.

11. *Comment distinguer plus positivement le bein et le mal?*

Il est, pour diriger notre inexpérience,
Près de nos sens grossiers un sens plus délicat;
Il suit nos mouvemens, les guide ou les combat:
C'est la *raison* qui parle à notre *conscience.*

12. *Qu'est-ce que la conscience?*

C'est cette voix secrette et cet instinct suprême,
Qui de la volonté précède et suit l'effet.
Qui l'écoute est toujours en paix avec soi-même;
Et qui veut le tromper y trouve son arrêt.

13. *Suffit-il de fuir le mal pour être vertueux?*

Remplir tous ses devoirs, craindre et fuir tous les vices,
N'est point encore assez pour le bon citoyen;
En faisant ce qu'on doit on est homme de bien;
Mais on n'est vertueux que par des sacrifices.

14. *Comment un sacrifice est-il méritoire?*

S'il sert à la patrie, à la société:
Toute œuvre, sans ce but, est une œuvre stérile:
Pour être vertueux, servons l'humanité;
Le sacrifice est nul quand il n'est pas utile.

PASSIONS.

15. *N'avons-nous pas des passions? Quelle en est la source?*

Le plaisir, la douleur, la crainte et l'espérance
Sont les instigateurs de tous nos mouvemens ;
Leur borne est la raison, leur frein la tempérance :
Au-delà c'est désordre ; ils deviennent tourmens.

16. *A quoi servent nos passions?*

C'est pour nous conserver qu'on nous donna sans doute
Le desir d'être heureux, la crainte de souffrir ;
Mais un faux bien qu'on aime, un faux mal qu'on redoute,
Détruisent le bonheur qu'ils semblent nous offrir.

17. *Il est donc des biens nuisibles, et des maux qui ne le sont pas?*

Ne nous embarquons pas sans sonder le chemin ;
Le plaisir peut avoir des suites bien contraires ;
Il est aussi par fois des douleurs salutaires :
Nous vivons plus d'un jour, songeons au lendemain.

18. *Que sont les passions quand elles deviennent désordre?*

La révolte des sens, d'immodérés desirs
Du feu de la raison obscurcissant la flâme,
Détruisant, en tyrans, la liberté de l'ame,
Et menant aux regrets par l'appat des plaisirs.

19. *Pourquoi les passions sont-elles auprès de la raison?*

D'UN char à deux coursiers l'ame est comme le guide;
L'un est tranquille et lent; l'autre vif et fougueux;
L'un attend l'aiguillon; l'autre appelle la bride;
L'un a besoin de l'autre et le char de tous deux.

20. *Comment résister à des ennemis si puissans que les passions?*

MES ennemis vaincus augmenteront ma gloire:
J'ai, pour les terrasser, les armes à la main;
Si je sais m'en servir, le triomphe est certain.
Le péril du combat embellit la victoire.

21. *Comment éviter les surprises.*

LA raison fait toujours exacte sentinelle:
A son premier appel armons-nous aussitôt;
Signalons l'ennemi: frappons-le au premier mot,
Et de peur d'incendie étouffons l'étincelle.

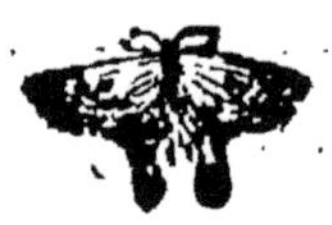

VICES CAPITAUX

DÉRIVANT DES PASSIONS.

22. *Quels sont les vices où nous conduisent les passions ?*

La colère, l'orgueil, l'avarice et l'envie,
Faux calculs de l'esprit, écarts de la raison.
Mais deux vices plus bas par leur combinaison :
Ce sont ceux du mensonge et de l'hypocrisie.

23. *Le mensonge est donc un grand mal ?*

Le menteur s'avilit et renonce à l'estime ;
Comment croire celui qui mentit plusieurs fois ?
A la vérité seule on doit prêter sa voix ;
Tout mensonge est un tort ; et s'il nuit, c'est un crime.

24. *Faut-il donc dire toujours la vérité, même quand elle peut déplaire ?*

Taire la vérité ce n'est pas la trahir ;
Elle n'est un devoir que lorsqu'elle est utile :
La dire sans égard, c'est la rendre incivile,
La dire à contre-tems, c'est la faire haïr.

25. *Qu'est-ce que l'hypocrisie?*

De la corruption c'est le degré suprême
Qui prend, pour se masquer, le dehors des vertus;
Mais tôt ou tard il perce et se trahit lui-même.
L'art de masquer le vice est un vice de plus.

26. *Qu'est-ce que la colère?*

La colère est l'accès d'une courte démence:
Il égare l'esprit, fausse le jugement;
Honteux, s'il est l'effet d'un premier mouvement,
Il devient criminel s'il mène à la vengeance.

27. *N'est-il jamais permis de se venger d'un outrage?*

Haïr et se venger pour le mal qu'on reçoit,
C'est soi-même verser du fiel sur ses blessures;
C'est de vous offenser donner un nouveau droit:
Qui n'en mérite point pardonne les injures.

28. *Quel est le caractère, l'inconvénient et le préservatif de l'orgueil?*

Trop d'estime de soi mène au mépris d'autrui,
Nuit même au vrai mérite, et fait douter de lui.
Celui qui veut atteindre au plus haut point de gloire;
Doit toujours y prétendre et ne jamais s'y croire.

29. *L'ambition de la gloire n'est donc pas un orgueil coupable?*

Desir de s'illustrer est un beau mouvement,
Quand il a pour objet l'utilité commune:
On fait chérir son rang, son pouvoir, sa fortune,
Lorsqu'au bonheur public ils servent d'instrument.

30. *Qu'est-ce que l'avarice?*

L'Avare amasse, amasse, et c'est pour enfouir:
Dur, chagrin, inquiet, toujours dans les allarmes,
Il vit sans vivre, et meurt sans mériter de larmes:
La soif de posséder détruit l'art de jouir.

31. *Qu'est-ce que l'envie?*

De l'émulation distinguez bien l'envie:
L'une admire un succès et veut le surpasser;
L'autre en fait son poison et voudrait l'effacer;
L'une mène à la gloire, et l'autre à l'infamie.

32. *La paresse n'est-elle pas aussi un vice?*

Dans le corps social chaque membre placé,
S'il n'a part aux travaux, n'a droit aux bénéfices:
La paresse bientôt conduit à tous les vices;
L'homme oisif est souvent un méchant commencé.

33. *Le riche ne peut-il se dispenser de travailler, et goûter le repos ?*

Le repos est plus doux quand le travail l'appelle,
Tout plaisir continu cesse d'être un plaisir :
D'un jour bien employé la soirée est plus belle :
Et c'est un long ennui qu'un éternel loisir.

VERTUS PRINCIPALES.

34. *Quelles sont les vertus principales ?*

Soyons justes, prudens, tempérans, courageux ;
De ces quatre vertus naissent toutes les autres ;
Du pacte social elles serrent les nœuds :
Et par les droits communs affermissent les nôtres.

35. *L'oubli de ces vertus n'entraîne-t-il pas son châtiment ?*

La haine universelle attend l'iniquité ;
Le malheur est souvent le fruit de l'imprudence ;
Les douleurs et la mort suivent l'intempérance,
Et le mépris public poursuit la lâcheté.

36. *Que prescrit la justice ?*

Aime pour être aimé, garde toujours ta foi :
Sois humain, bienfaisant, reconnoissant, sincère,
Indulgent pour autrui, pour toi-même sévère ;
Ne fais à nul mortel ce que tu crains pour toi.

37. *Qu'est-ce que la bienfaisance?*

Qui ne songe qu'à soi, n'est aimé de personne;
Donne pour être heureux, mais oblige en secret,
Bienfait humiliant cesse d'être un bienfait;
La façon de donner embellit ce qu'on donne.

38. *En quoi l'ingratitude est-elle un mal?*

Du plus doux des devoirs l'ingrat brisant la chaîne,
Fait peser sur autrui tout le tort qu'il se fait:
Du malheureux, sur-tout, il s'attire la haine,
En glaçant dans les cœurs la source du bienfait.

39. *A quoi sert la prudence?*

La prudence avertit, fait prévoir et choisir,
Affaiblit les dangers, prépare les ressources.
Maîtrise les hazards, en démêle les sources,
Garantit le présent et fonde l'avenir.

40. *Qu'est-ce que la tempérance?*

Sachons régler nos goûts, modérer nos besoins;
Qui fuit l'excès, jouit et mieux, et davantage:
Le plus sage est celui qui desire le moins;
L'abus, même du bien, en corromprait l'usage.

41. Qu'est-ce que le courage?

Ce n'est ni la froideur ni la témérité :
C'est braver de sang froid un danger nécessaire;
C'est souffrir le malheur avec tranquilité,
Savoir le dominer, c'est presque s'y soustraire.

DEVOIRS DE L'HOMME EN SOCIÉTÉ.

42. Que doit être l'Homme en société?

Bon fils, bon citoyen, bon époux et bon père;
Titres saints! trop heureux qui peut tous vous porter!
Que de soins, de devoirs, font votre ministère!
C'est en les remplissant qu'il faut vous mériter.

DEVOIRS DU FILS.

43. Quels sont les devoirs d'un bon fils?

Docilité, respect, soins et reconnoissance :
Mes enfans pour moi-même en auront à leur tour.
Puis-je autrement payer que par un saint amour
Tous les maux qu'à ma mère a coûté ma naissance?

DEVOIRS DU CITOYEN.

44. *Quels sont les devoirs du bon citoyen?*

On doit à son pays ses facultés entières,
Secours aux malheureux, obéissance aux loix;
A ses frères des soins, au monde ses lumières.
Qui trahit ses devoirs perd à l'instant ses droits.

DROITS DU CITOYEN.

45. *Quels sont les droits du Citoyen?*

De librement penser, croire, agir, s'exprimer,
De posséder les fruits que son travail lui donne;
D'être sûr dans ses biens, et sûr dans sa personne,
Et d'opposer sa force à qui veut l'opprimer.

DÉFINITIONS DE L'ORDRE SOCIAL.

46. *Qu'est-ce que la liberté?*

La liberté n'est pas cette licence impure
Qui repousse tout frein et qui hait tout pouvoir:
Elle est le droit d'agir comme on doit le vouloir;
La justice est sa règle et la loi sa mesure.

47. *La propriété et la sûreté sont-ils des droits sacrés ?*

Ne desirons jamais ce que possède un autre,
Respectons, défendons et sa vie et ses biens,
La sûreté de tous nous garantit la nôtre.
Blesser les droits d'autrui, c'est renoncer aux siens.

48. *Comment le faible peut-il résister au plus fort ?*

Nous naissons, il est vrai, d'inégale mesure;
Inégaux en talens, en force, en facultés,
Mais on a réparé ces inégalités,
Et l'ordre social corrige la nature.

49. *Comment la corrige-t-il ?*

Un pacte dont le nœud unit la masse entière,
Du grand nombre au moins grand oppose la barrière;
Fort de l'appui de tous, le faible, par les loix,
Inégal en moyens devient égal en droits.

50. *Qu'est-ce que la loi ?*

La volonté de tous, la règle universelle,
L'effroi des malfaiteurs, l'appui des innocens,
Respect aux magistrats ses organes puissans!
Si-tôt qu'elle a parlé, courbons-nous devant-elle.

DEVOIRS DES ÉPOUX.

51. Quels sont les devoirs des Époux ?

Estime, égards, douceur, amitié, complaisance ;
Communauté de soins, de peine, de plaisir ;
Égalité de droits, rapports de confiance :
C'est pour se rendre heureux qu'on a dû se choisir.

DEVOIRS DES PÈRES.

52. Quels sont les devoirs d'un bon père et d'un bon instituteur ?

Tracer aux jeunes cœurs les routes du devoir ;
Au civisme, aux vertus y préparer des temples ;
Par la douce amitié tempérer le pouvoir,
Et joindre à ses leçons l'ascendant des exemples.

DEVOIRS DES MAÎTRES.

53. Les maîtres n'ont-ils pas des devoirs à remplir envers leurs serviteurs ?

Mon semblable, forcé de me vendre ses soins,
Attend de moi raison, humanité, justice ;
Par un or superflu j'achette un long service,
Dans ce troc inégal, c'est moi qui donne moins.

DEVOIRS DES SERVITEURS.

54. Quels sont les devoirs d'un bon serviteur?

QU'IL soit sûr, vigilant, sobre, actif, circonspect :
Aucun devoir n'est vil ; le vice seul peut l'être :
Un valet vicieux n'est qu'un esclave abject ;
Un serviteur honnête est l'ami d'un bon maître.

PRÉCEPTES GÉNÉRAUX.

55. Faites le résumé des devoirs de l'homme :

SERS ton pays, sois juste et chéris ton semblable ;
Respecte le malheur, même dans un coupable,
Protège la faiblesse, honore les vieillards ;
Admire les talens et rends hommage aux arts.

56. Dès qu'on est accusé par la société, ne cesse-t-on pas d'en être membre ?

NE condamne jamais sur la simple apparence :
Suspends tout jugement jusqu'à l'arrêt légal ;
Sois prompt à croire au bien et lent à croire au mal.
Le soupçon quelquefois plane sur l'innocence.

57. *Quels égards doit-on au coupable ?*

De la société la loi venge les droits
Qu'un coupable égaré par le crime ose enfreindre ;
Le corps doit le frapper, l'individu le plaindre ;
L'insulter, condamné, c'est le punir deux fois.

58. *Quelles seraient les bases du vrai bonheur de l'homme ?*

Fuis l'égoïsme impur, fuis l'intrigue servile,
Ne ferme point ton ame à la tendre pitié,
Et cultive, à l'abri d'un cœur pur et tranquille,
L'amour de ton pays, l'étude et l'amitié.

59. *Qu'est-ce que l'amour de son pays, ou le patriotisme ?*

Un mouvement sublime, un élan plein de flâme,
Dont le vrai citoyen sent son cœur transporté :
Lui seul fait les héros, exalte, aggrandit l'ame :
C'est l'enfant de l'honneur et de la liberté.

60. *A quoi sert l'étude ?*

L'étude instruit l'enfance, embellit la vieillesse,
Augmente le bonheur, console la détresse ;
Et contre l'ignorance armant la vérité,
Aux pièges de l'erreur oppose sa clarté.

61. *L'ignorance est donc nuisible ?*

Tous les maux de la terre ont été son ouvrage ;
Elle a produit l'oubli, l'abandon de nos droits,
Servi le fanatisme, enfanté l'esclavage ;
Dégradé la nature et profané ses loix.

62. *Qu'est-ce que l'amitié ?*

Un sentiment fondé sur les plus doux rapports,
Flatteur pour qui l'inspire, heureux pour qui l'éprouve,
Où l'on rend à son tour le charme qu'on y trouve :
L'amitié partagée *est une ame en deux corps.*

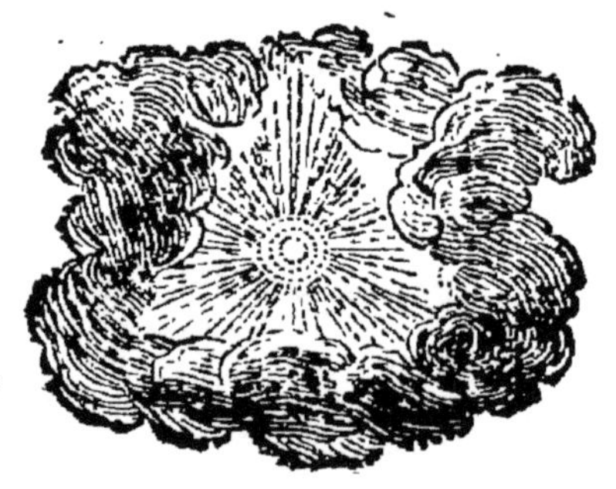

NOTES SUR LES VERS D'OR.

(1) Plusieurs commentateurs prétendent que les vers d'or ne sont point de *Pythagore* lui-même, mais de quelqu'un de ses disciples qui mit ses préceptes en vers ; cette question paraît tout-à-fait oiseuse : qu'il soit ou non l'auteur de ces vers, ils passent constamment pour être de lui, avec d'autant plus de raison que le mérite de l'ouvrage tient plus encore à la pureté de la morale et à la beauté des pensées qu'à l'harmonie des vers et des expressions. *Pythagore*, qui vivait à peu-près cinq siècles et demi avant l'ère chrétienne, fut un de nos premiers moralistes. Il fit beaucoup de disciples, et obtint une immense renommée : on assure même que le nom de *Pythagoras* lui fut donné pour désigner la force de son éloquence, de ces deux mots grecs *αγρευειν*, *concionari*, *parler*, et *πυθιοσ*, *Pythius* ou *Apollon* ; ce qui voudrait dire éloquent comme Apollon.

(2) Toute morale commence toujours par l'obligation de servir les Dieux. Il paraît que *Pythagore*, dans son premier précepte, avait ajouté : sers les Dieux *à la manière dont les loix de ton pays l'ordonnent*. Il importe peu à la philosophie en général quelle soit la manière dont les hommes se servent pour honorer l'Être-Suprême, et dans un pays où les loix établissent

un culte dominant, ils conseillent toujours de le suivre par respect pour elles : mais il vaut mieux que la loi civile ne prescrive rien à la conscience sur le culte religieux, de peur que le dominant n'amène l'intolérance des autres : le Dieu de l'univers prend à gré toutes les institutions humaines, pourvu qu'elles le reconnaissent et l'adorent.

(3) Je me suis peut-être écarté du sens littéral dans la traduction de ce second vers : du tems de Pythagore, les *héros*, ηρωησ, étaient une espèce de génies intermédiaires entre les hommes et les dieux : mais comme ils plaçaient au rang de ces puissances aëriennes tous les grands hommes qui s'étaient signalés par d'illustres exploits, le culte qu'ils leur rendaient n'était au fait que le culte d'une admiration prolongée, et j'ai cru qu'en rendant le vers comme je l'ai fait, je conciliais tout-à-la-fois l'opinion ancienne et la moderne, qui dans le fonds ont le même principe. J'en fais moi-même la remarque, pour ne pas laisser aux commentateurs rigides le droit de penser que je n'ai point entendu *Pythagore*.

(4) Voici encore un grave sujet de commentaire. Δαιμορας, *dæmones*, semblerait appeler la version naturelle des démons, et l'erreur serait d'autant plus excusable, que quelques peuples anciens ont rendu des hommages aux divinités

infernales. Mais il faut savoir, comme le dit très-bien *Hiéroclès*, que ces philosophes grecs entendaient par δαιμονας les hommes illustres par leur rang ou par leurs lumières. Δαιμων tirait son étymologie de δαιω, *scio*, *je sais*; d'ailleurs, l'attention que Pythagore a eue d'ajouter l'épithète de terrestre, explique le vrai sens qu'il a voulu qu'on lui donnât.

(5) *A la santé du corps tient la santé de l'ame.* C'est une vérité dont tous les anciens moralistes ont été persuadés. Voici des vers que j'avais faits pour tâcher de la rendre encore plus sensible.

Les organes du corps auxquels l'ame est unie,
Sont les cordes d'un luth qu'un talent fait valoir;
Sans un bon instrument l'artiste a beau vouloir,
Incomplet ou discord, il rompt toute harmonie;
Ainsi les sens, de l'ame enchaînent les efforts,
Quand un grossier désordre obscurcit sa lumière;
Et bientôt, s'affaissant sous l'informe matière,
L'esprit semble à regret en partager les torts:
Soignez donc l'instrument pour en tirer service,
Tenez-le en bon état, corrigez-en le vice,
Donnez-lui le ressort, le jeu qui lui convient.
Par la sobriété, le soin et l'exercice,
Le faible se répare, et le fort se maintient.

(6) *Écoute, réfléchis et pratique ma loi.* Il est bien démontré que *Pythagore* a fait deux parties distinctes de ce petit traité de morale en vers, l'une qui regarde la vie active, et l'autre la vie contemplative : dans les quarante-quatre premiers vers, il donne tous les préceptes de la philosophie-pratique ; il annonce dans les derniers quel fruit doit résulter de l'observation exacte des vertus. La matière s'élevant, le style paraît s'élever aussi, et il tient un peu de l'inspiration prophétique. Tout le monde sait que poëte et prophète signifiait autrefois la même chose, et que l'expression latine *vates* dérivait de *vaticinium, prophétie.*

(7) *J'en jure par celui, etc.* Le texte traduit à la lettre veut dire : j'en jure par celui qui nous *enseigna le sacré quaternaire.* Il est curieux de lire dans *Hiérocles* et dans tous les commentateurs qui l'ont suivi, la foule des raisonnemens et de calculs bisarres auxquels ce passage a donné lieu. Suivant les uns, la preuve infaillible que les vers d'or ne sont pas de *Pythagore*, c'est le serment qu'ils contiennent ; ce serment annonce, disent-ils, un des disciples du philosophe, qui jure par son maître et par sa doctrine : les autres, et c'est le plus grand nombre, entendent par *quaternaire* le symbole de la Divinité, le nombre *quatre* étant le plus parfait de tous les nombres. Je ne m'amuserai pas à détailler ici les raisons de cette perfection du nombre *quatre*, qui, dit-on, est la

puisance de dix, et un milieu arithmétique entre un et sept. Je renvoie le lecteur patient et curieux aux commentateurs eux-mêmes; et je le croirai fort habile s'il parvient à débrouiller leur obscur galimathias. Il me paraît certain que *Pythagore* entend bien évidemment par le sacré *quaternaire*, qu'il appelle *source de toute vérité*, la loi divine émanée du sein de l'Être-Suprême. Il est probable que *Pythagore*, qui avait été initié aux fameux mystères en Egypte, en avait rapporté des caractères symboliques et des expressions mystiques dont le sens était perdu pour les profanes de son tems, et à plus forte raison pour nous.

(8) *Des mets que j'ai proscrits*, *etc.* Tout le monde sait que *Pythagore* interdisait à ses disciples l'usage des viandes, et même du légume que nous appellons fève. Comme naturaliste, on peut concevoir qu'un philosophe ait trouvé quelqu'inconvénient dans l'habitude de se nourrir de chair; mais il est difficile de concilier les lumières du moraliste et la superstition qui lui faisait regarder l'abstinence des fèves comme nécessaire. Voyez Plutarque.

(9) *Tu franchiras le seuil*, *etc.* Quelques personnes ont demandé comment Pythagore, en croyant à la métempsicose, pouvait avoir fait ces vers. Le dogme de la transmigration des ames dans plusieurs corps divers, n'empêchait pas que

le terme de leurs voyages ne fût enfin le séjour céleste, où l'homme, dégagé de toutes les souillures, devait jouir de la perfectibilité et du bonheur immortel. Dogme consolant fait pour rendre à la vertu tout son empire, et au crime tout son effroi.

Notes du Cathéchisme.

1. Dès qu'on a pu se dire *j'existe*, il est naturel de se demander comment; et c'est alors la place de parler de celui qui a tout fait, et des relations avec l'Être-Suprême. Il serait difficile de citer des moralistes qui n'eussent pas commencé la série de leurs préceptes par celui d'honorer la Suprême-Intelligence dont tout annonce le pouvoir. Il est à la rigueur possible qu'un code purement social puisse s'en passer; mais à coup sûr il sera plus sec, et peut-être moins solidement obligatoire.

2 *et* 3. Il fallait bien substituer ici la vérité à l'amphigouri mystique des anciens Cathéchismes, et qui était si propre à faire ou des athées ou des imbécilles, Que l'enfant comme l'homme fait sache de bonne heure les bornes de son intelligence, et qu'elles lui servent à fixer celles de ses vœux et de son orgueil, Quant à la manière d'honorer Dieu, nous n'avons pas le droit de prescrire à l'enfance le choix d'un

culte positif : quelque soit celui que sa raison doive adopter un jour, il est certain que le respect et la reconnaissance doivent en faire la base.

4, 5, 6. *Qu'est-ce que l'ame?* Montesquieu disait qu'il mettrait en six pages tout ce qu'on avait dit et même tout ce qu'on avait oublié de dire sur cette question. Je crois que le traité se réduit encore à bien moins, et qu'il est tout entier renfermé dans ces quatre mots : *je n'en sais rien.* Nous ne sommes pas appelés, sans doute, à résoudre ce problême inconcevable de l'union de l'ame avec le corps. Elle n'en paraît réellement distincte que par cette tendance qu'elle éprouve à s'élancer au dehors. Ce qui paraît la caractériser spécialement, c'est le sentiment, la pensée, la volonté, l'action et la mémoire. Épargnons de bonne heure à l'enfant des recherches inutiles sur tout le reste, et rappellons-nous, pour nous dégoûter de nous y livrer, que presque tous nos grands métaphysiciens en ont été punis par la perte de leur raison : le dogme de l'immortalité de l'ame et celui d'un Dieu rémunérateur et vengeur sont si consolans, qu'il est doux d'en espérer la réalité. L'opinion de la destruction totale ne conduit qu'à faire des méchans sans remords, des hypocrites sans scrupule, et des malheureux sans consolation. Pope a dit : *Dieu ne te fait pas connaître quel sera ton bonheur futur, mais il te donne l'espérance pour ton bonheur présent :* l'ignorance même de l'avenir est encore un de ses bienfaits.

7, 8 *et* 9. Demander ce que c'est que la vie serait une question inutile, à ne la regarder que comme le jeu physique des organes : mais en la considérant comme intervalle entre la naissance et la mort, il me semble qu'il est bon de graver de bonne heure dans l'esprit que la vie n'est qu'un voyage nécessaire dont on ignore le terme, et qu'on ne doit pas s'attacher à un bien passager qu'on ne peut conserver. La philosophie des anciens étoit admirable à cet égard ; ils se familiarisaient tellement avec la mort, qu'ils ne redoutaient point de s'en rappeler continuellement l'image : ils la mêlaient jusques dans leurs plaisirs : ils allaient jusqu'à faire d'un squelette humain l'ornement de leurs festins : ils diminuaient par-là la crainte pusillanime de la réalité : en traitant de la mort, il eût été peut-être à propos de parler du suicide et du meurtre, afin d'en inspirer l'horreur : j'avais d'abord, à ce dessein, composé ce quatrain.... *Qu'est-ce que la mort ?*

Un instant qu'il ne faut ni desirer ni craindre,
Le repos des douleurs, l'espoir d'un sort nouveau,
La guérison de l'ame et la fin d'un flambeau,
Que celui qui l'allume a seul le droit d'éteindre.

Mais outre que ces questions sont trop au-dessus de l'enfance; il était encore difficile de répondre aux objections qu'on pourrait faire sur les meurtres de la guerre, sur les condamnations de la loi. J'ai réservé le droit d'en parler à la dernière partie, c'est-à-dire, au *compendium* du philosophe.

10 *jusqu'à* 14. Je crois qu'en morale tout se réduit à ce principe : *Fondez votre bonheur sur le bonheur des autres.* D'après cela, toutes les questions me paraissent faciles à résoudre. L'action la plus méritoire sera toujours celle qui servira le mieux la société ou le plus grand nombre d'individus; la plus criminelle au contraire celle qui en blessera le plus. Examinez bien tous les actes de votre volonté, si ce que vous méditez ou ce que vous faites vous rapproche d'une plus grande partie de vos semblables, ne craignez rien. Si votre action ou votre projet doivent sacrifier l'intérêt du plus grand nombre à celui du plus petit, ils sont injustes; s'ils vous isolent tout-à-fait, ils sont coupables et odieux.

15 *jusqu'à* 21. *Des passions.* Les moralistes, jusqu'à ce jour, ont été fort distans d'opinion sur l'utilité ou le danger des passions : mais il me paraît que c'est faute de bien définir et de bien s'entendre. Nos penchans nous sont donnés par la nature pour notre bonheur; ils deviennent des passions ou des

souffrances, quand on veut, par un faux calcul, en excéder la mesure, c'est alors que la pitié devient faiblesse, le desir de se conserver, égoïsme; la bienveillance, sottise, l'émulation, envie; le courage, témérité; l'économie, avarice, etc. etc. Rappelons-nous le principe. Dès que l'usage de nos penchans nous portera à nuire aux autres, ou à une plus grande portion de nos semblables, quelque soient les avantages momentanés qu'il nous procure, il nous prépare un repentir. Heureux quand l'abus que nous en faisons ne nuit qu'à nous-même.

Lisez sur-tout ce chapitre, celui d'un Philosophe dont je ne connaissais pas l'ouvrage quand le mien a paru, le Catéchisme universel de M. *de Saint-Lambert* : il est impossible de réunir plus de raison, de clarté et de philantropie. Ce livre a dû placer son Auteur au rang, et peut-être au-dessus de tous les autres moralistes, je m'applaudis d'avoir à peu-près entrevu la science de la morale sous les mêmes rapports, quoique nous différions un peu dans la classification des principes. La comparaison du char est de *Pythagore*, et commentée par *Platon*. Voyez le Phèdre.

22 *jusqu'à* 33. Les vices dérivent des passions, c'est-à-dire, de l'abus de nos penchans : j'ai tâché de les bien définir et d'en inspirer l'horreur.

34 *jusqu'à* 41. On a toujours compté quatre vertus que les moralistes appellent *cardinales*, c'est-à-dire, étymologiquement parlant, les gonds sur lesquels roule tout l'édifice moral et celui du bonheur.

42 *jusqu'à* 54. J'ai tâché de bien caractériser la série des devoirs de l'homme en société et les obligations des différens états par lesquels il doit passer : il commence par être *fils*; pourquoi n'avoûrai-je pas que j'ai pleuré en faisant la réponse sur les devoirs d'un bon fils. L'enfant qui en le récitant embrasserait sa mère, et qui en pleurant de sensibilité la ferait pleurer aussi, serait-il donc si ridicule ? J'ai de la peine à le croire : je doute même qu'une mère voulut troquer ces pleurs-là contre la philosophie de celui qui s'en moquerait.

Les devoirs du citoyen précédent, comme de raison, ses droits ; car ceux-ci ne sont, à proprement parler, que la récompense de l'exactitude à remplir les autres. En parlant de ces droits, dont notre révolution a si cruellement abusé, j'ai tâché de m'en tenir aux principes clairs et inaltérables sur la liberté, l'égalité, la sûreté et la propriété.

Les devoirs des époux, des maîtres et des serviteurs, sont le complément des préceptes qu'enseigne la morale.

55 *jusqu'à* 62. *Préceptes généraux.* Ce sont des préceptes qu'il m'a paru difficile de classer, mais qui n'en sont pas

moins des devoirs indispensables : le respect du malheur et de la vieillesse ; l'hommage à rendre aux talens et aux arts ; cette admiration qui nous préserve de l'envie, les égards dûs au coupable, enfin l'amour de la patrie, l'application à l'étude et la définition de l'amitié mise en opposition avec la haine de l'intrigue, de l'égoïsme et de l'insensibilité, m'ont paru les bases d'une excellente éducation morale : tous les vices dérivent à peu-près des dernières affections, toutes les vertus des premières.

Le quatrain sur l'étude est la traduction du passage de Cicéron dans son discours pour le poëte Archias : *Adolescentiam alunt*, *senectutem oblectant*, *secundas res ornant*, etc. Celui sur l'amitié est une pensée de Socrate, répétée, comme elle mérite de l'être, par *Cicéron*, *Plutarque* et *Montaigne*.

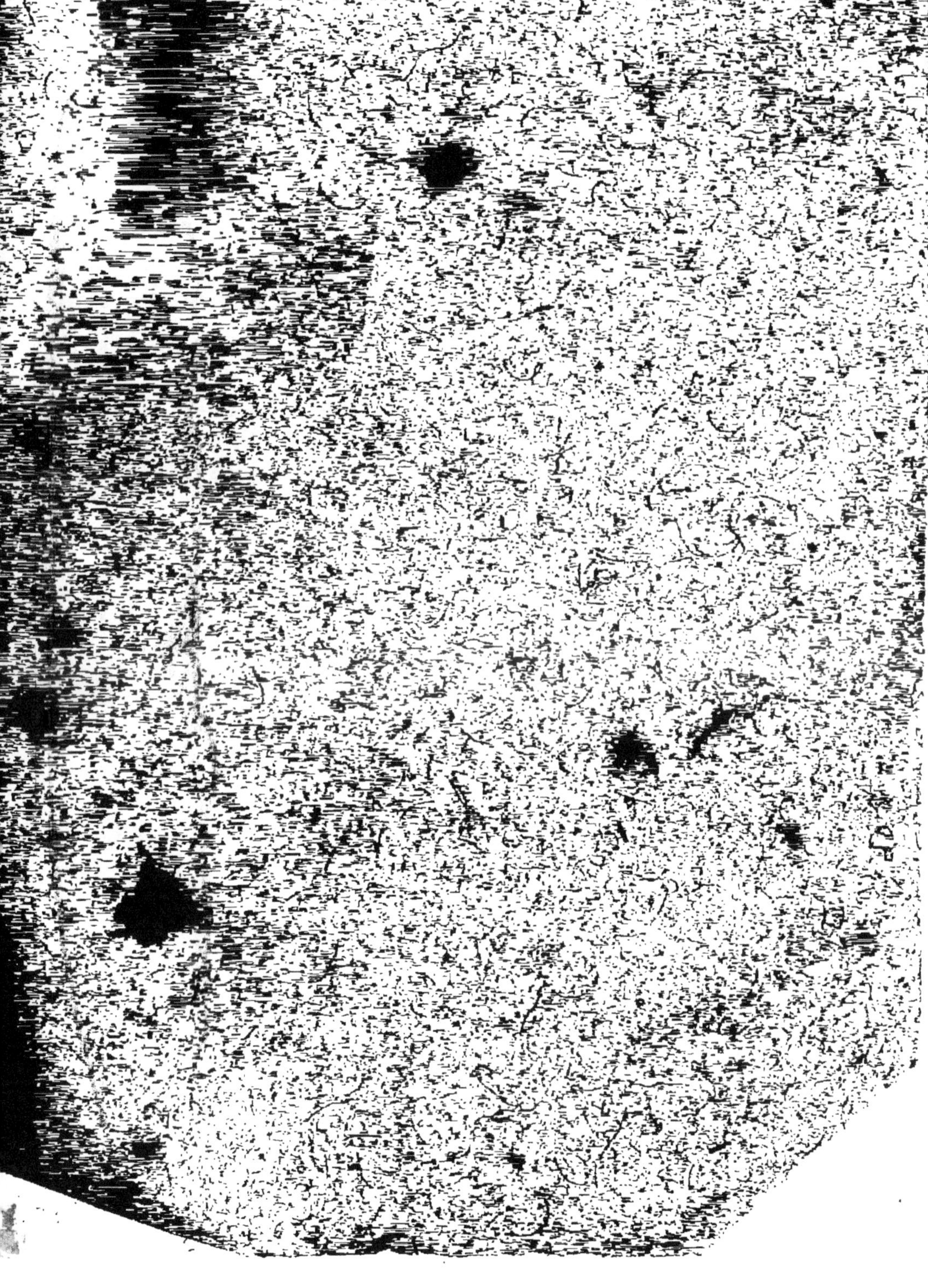

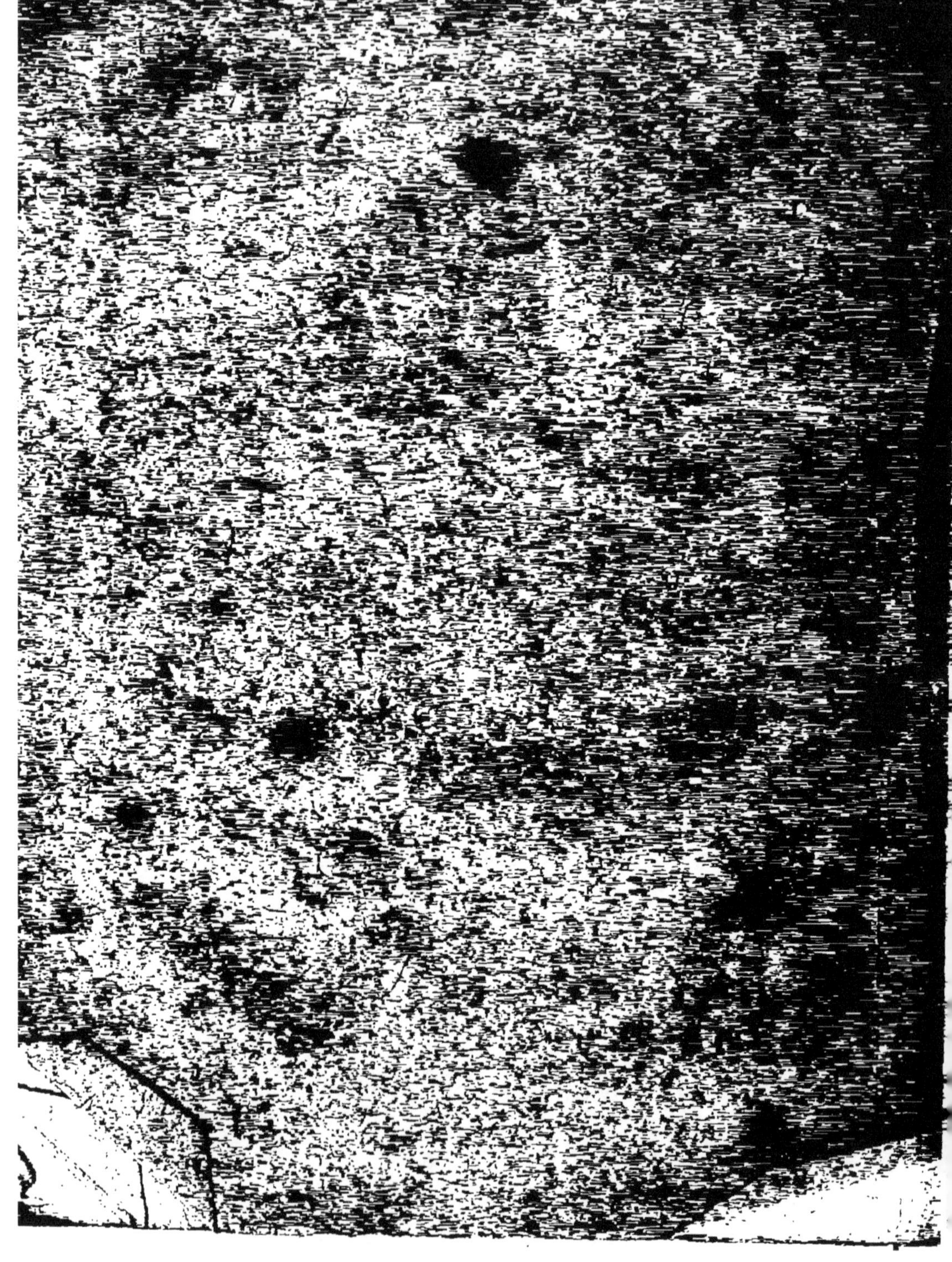

www.ingramcontent.com/pod-product-compliance
Ingram Content Group UK Ltd.
Pitfield, Milton Keynes, MK11 3LW, UK
UKHW020356250726
13967UKWH00005B/2307

9 782012 833760